U0397234

EL CUERPO
HUMANO
POR
DENTRO

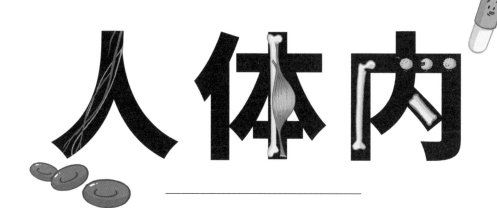

人体内

［西］克里斯蒂娜·胡耶恩特（Cristina Junyent） 著

［西］克里斯蒂娜·洛桑托斯（Cristina Losantos） 绘

张晓璇 译

北京联合出版公司
Beijing United Publishing Co.,Ltd. · 乐府

图书在版编目（CIP）数据

人体内 /（西）克里斯蒂娜·胡耶恩特著 ;（西）克
里斯蒂娜·洛桑托斯绘 ; 张晓璇译 . -- 北京：北京联
合出版公司 , 2022.6
ISBN 978-7-5596-5721-3

Ⅰ. ①人… Ⅱ. ①克… ②克… ③张… Ⅲ. ①人体—
普及读物 Ⅳ. ①R32-49

中国版本图书馆CIP数据核字（2021）第232113号

EL CUERPO HUMANO POR DENTRO
Original title:
El cos humà per dins
First published in Catalan and Spanish by Combel Editorial, an imprint of
© 2019, Editorial Casals, SA
© 2019, Cristina Junyent, for the text
© 2019, Cristina Losantos, for the illustrations

Simplified Chinese edition copyright © 2022 by Beijing United Publishing Co., Ltd.
All rights reserved.

人体内

[西]克里斯蒂娜·胡耶恩特（Cristina Junyent）　著
[西]克里斯蒂娜·洛桑托斯（Cristina Losantos）　绘
张晓璇　译

出 品 人：赵红仕
出版监制：刘　凯　赵鑫玮
选题策划：联合低音
特约编辑：王冰倩
责任编辑：韩　笑　周　杨
装帧设计：黄　婷

关注联合低音

北京联合出版公司出版
（北京市西城区德外大街83号楼9层　100088）
北京联合天畅文化传播公司发行
北京美图印务有限公司印刷　新华书店经销
字数30千字　889毫米×1194毫米　1/16　2.5印张
2022年6月第1版　2022年6月第1次印刷
ISBN 978-7-5596-5721-3
定价：68.00元

目　录

人体内

身体的协调运作可以让你拥有健康稳定的生活。**脑**就像乐队的指挥，命令身体有序地行动。人体在整个生命历程中将会经历的种种变化也是由脑来规划。这样一来，脑便可以通过控制人体内部的各项事宜来轻松应对外界的变化。

一旦了解了人体内外的相关信息，脑就能够维持身体的内部平衡。此外，我们之所以能保持直立姿态并具有运动能力，都应归功于人体的骨骼和**肌肉**。

但是，人体并不总是一成不变。人体内的血液就像一条河流，在血液里循环的微小物质使人体在整个生命过程中不断地发生变化。

本书将为你由内而外地展示身体的运作方式。

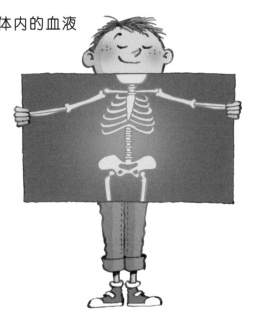

1

人体内的"高效工程"

　　所有动物能对周围的一切迅速做出反应，是因为拥有**神经系统**。神经系统就像一个巨大的网络，既对体内的事情了如指掌，也对体外的消息十分灵通。此外，在人体中，神经系统还自带**内置时钟**和**温度计**来协调各项功能的运作。

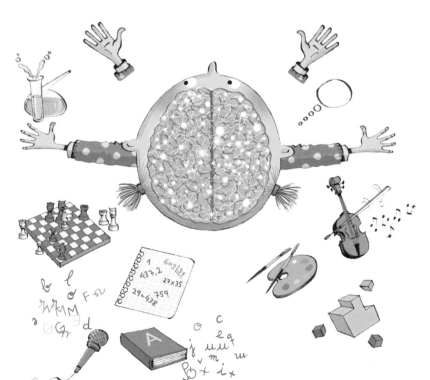

大　脑

　　大脑由左、右两个**大脑半球**组成，它们各司其职：左脑半球主要负责语言和与逻辑相关的能力，右脑半球主要负责音乐或绘画等创造性活动。对了！右脑半球控制的是左手，左脑半球控制的是右手哦。

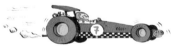

　　神经冲动在人体神经中的传导速度甚至能超过 400 千米 / 时。

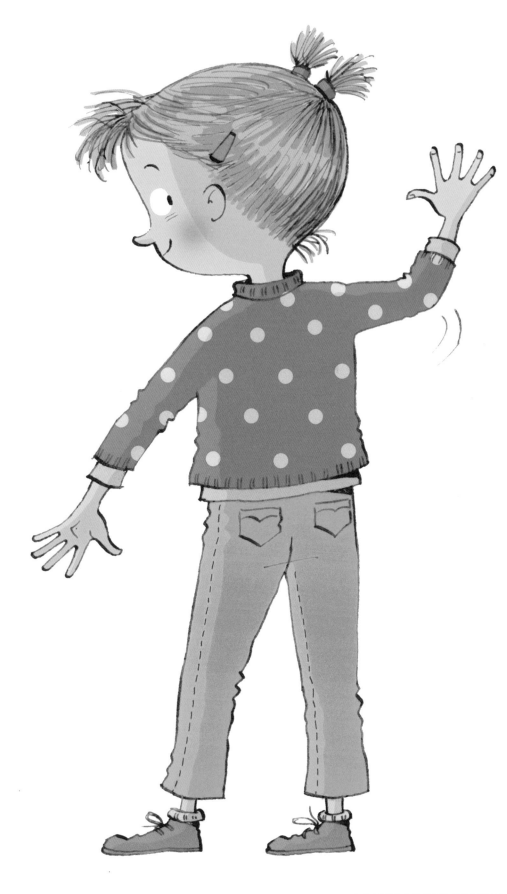

脊髓位于脊柱的椎管内，从脊髓发出的**神经**将人体各部位相连。这些神经可以不断分支，直至遍布全身的每个角落。我们可以通过神经来接收身体不同部位感受到的信息，并将这些信息传送至脑部，反之，也经此执行脑发出的指令。

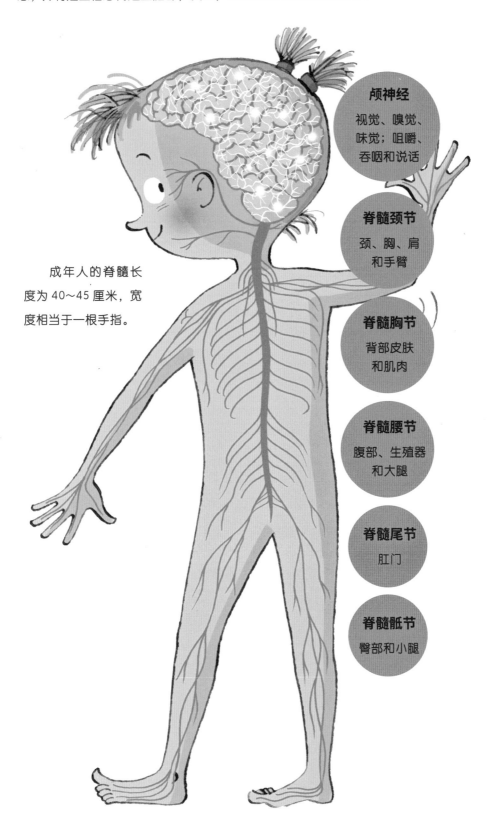

成年人的脊髓长度为40~45厘米，宽度相当于一根手指。

颅神经
视觉、嗅觉、味觉；咀嚼、吞咽和说话

脊髓颈节
颈、胸、肩和手臂

脊髓胸节
背部皮肤和肌肉

脊髓腰节
腹部、生殖器和大腿

脊髓尾节
肛门

脊髓骶节
臀部和小腿

乐团的指挥

当你不假思索地从家出发去学校，当你因为一个笑话而开怀大笑，当你因为尿急而跑了起来，或者因为害怕而躲藏，这些时刻都是**大脑**给你下达的指令。甚至在你睡着的时候，也是如此！

这是因为大脑能够接收**感觉**器官收集到的信息。这些信息不仅来自身体外，也来自身体内。大脑根据接收到的这些**信息**来指挥身体，发出**行动**指令。

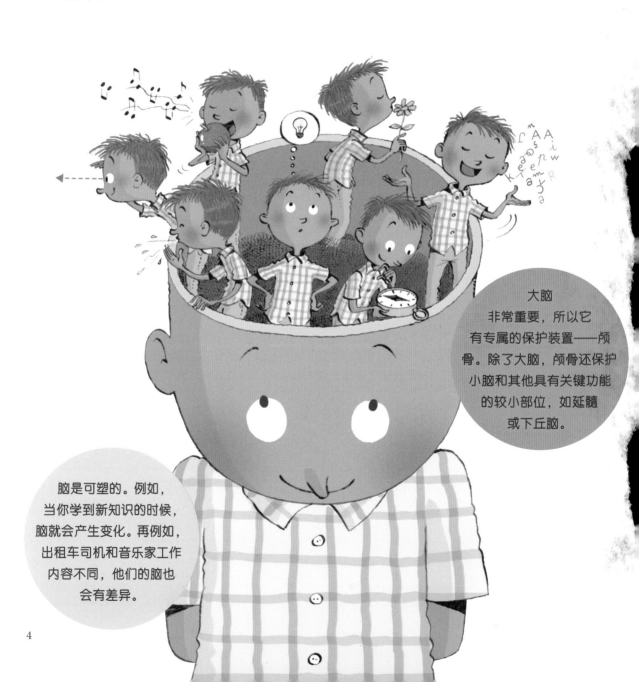

大脑非常重要，所以它有专属的保护装置——颅骨。除了大脑，颅骨还保护小脑和其他具有关键功能的较小部位，如延髓或下丘脑。

脑是可塑的。例如，当你学到新知识的时候，脑就会产生变化。再例如，出租车司机和音乐家工作内容不同，他们的脑也会有差异。

远程控制

从思考想说的内容，到运用嘴唇、舌头或肺部，人类的语言表达需要脑的众多结构参与。

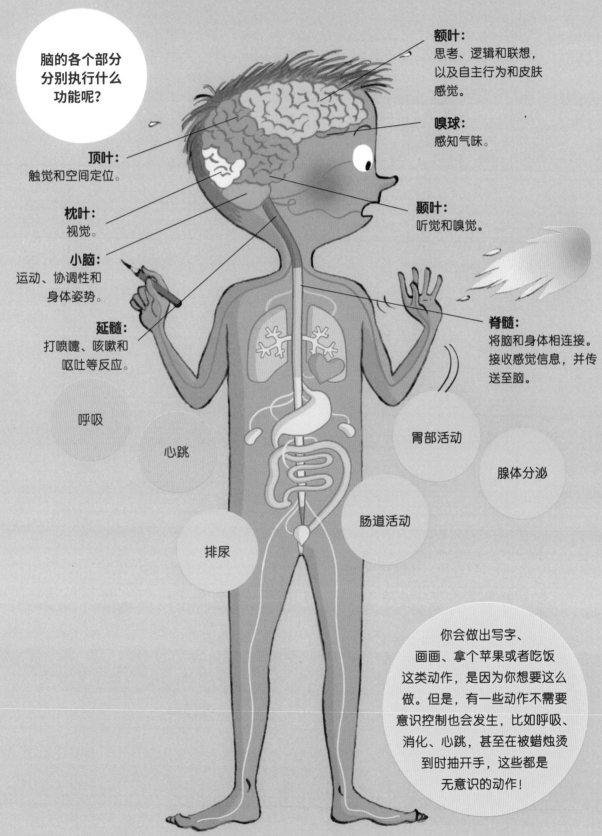

脑的各个部分分别执行什么功能呢？

额叶：
思考、逻辑和联想，以及自主行为和皮肤感觉。

嗅球：
感知气味。

顶叶：
触觉和空间定位。

颞叶：
听觉和嗅觉。

枕叶：
视觉。

小脑：
运动、协调性和身体姿势。

延髓：
打喷嚏、咳嗽和呕吐等反应。

脊髓：
将脑和身体相连接。接收感觉信息，并传送至脑。

呼吸

心跳

胃部活动

腺体分泌

肠道活动

排尿

你会做出写字、画画、拿个苹果或者吃饭这类动作，是因为你想要这么做。但是，有一些动作不需要意识控制也会发生，比如呼吸、消化、心跳，甚至在被蜡烛烫到时抽开手，这些都是无意识的动作！

思考，记忆

虽然象脑的重量大于人脑，但是它们的身体也比人类大得多！在哺乳动物中，人脑重量占体重的比例很大。好好利用你的脑哦，你要记住人类的脑是**独一无二的**！

脑会储存**记忆**。有时候，你明明记住了一个数字，但是过一会儿就忘了，对不对？可是朋友的名字你却从来都不会忘记，是不是？这是因为你把不同的记忆存放在了不同的脑部部位。

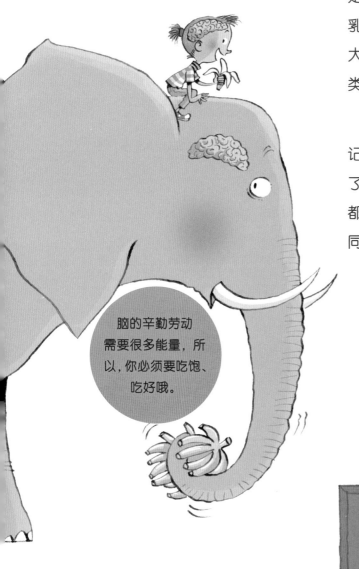

脑的辛勤劳动需要很多能量，所以，你必须要吃饱、吃好哦。

$$E = mc^2$$

只有人脑有能力执行复杂的操作，不过，它必须先接受训练！

睡　眠

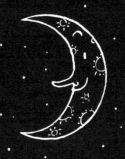

在一整天的工作或学习后，身体和脑都需要**休息**。通常认为，在我们睡觉的时候，脑会利用储存的信息去解决问题。所以，有句俗话是"我去问问枕头的意见"！

保持**规律的作息**有利于提高睡眠质量。总在同一时间做睡前准备：提早关电视，把灯光调柔和……试试看，你会睡得更香甜哦！

成年人每天需要睡 8 小时左右，儿童的睡眠时间更长，老年人的睡眠时间则更短。

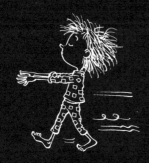

一些人有**梦游症**，会在睡着时走来走去！

关于**打哈欠**这种生理反应的真正用途，目前人们仍未能完全确定。我们在睡前、醒来，甚至头晕时都会打哈欠。

在打哈欠的时候，我们没必要向别人展示自己的嗓子眼儿，用手遮住嘴巴会更礼貌哦。

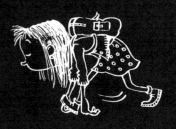

你有没有发现，如果没睡好的话，你会觉得头昏昏沉沉的，身体也不舒服？

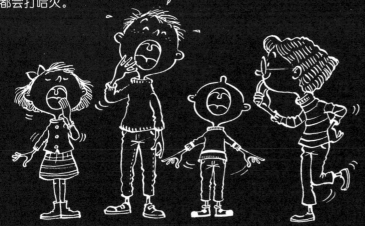

不过，我们要注意：打哈欠可是会传染的哦！当朋友看到你打哈欠，他是不是也会跟着打个哈欠呢？

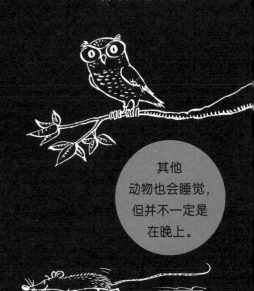

其他动物也会睡觉，但并不一定是在晚上。

内置时钟

对人类来说，**白天**和**黑夜**之间有很大的差别，我们根据这两个完全不同的时段来**安排**生活。通常，我们在白天做大部分的活动，在夜晚睡觉。这是为什么呢？因为在白天，太阳光可以让我们看得更清楚。人类是**昼行性动物**，但有一些动物却不是哦！

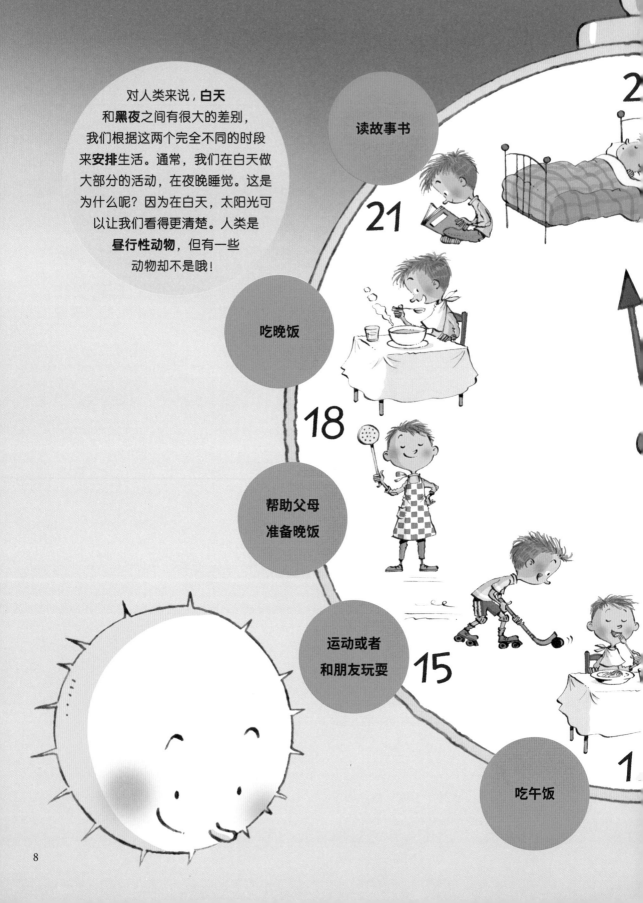

读故事书

吃晚饭

21

帮助父母
准备晚饭

18

运动或者
和朋友玩耍

15

吃午饭

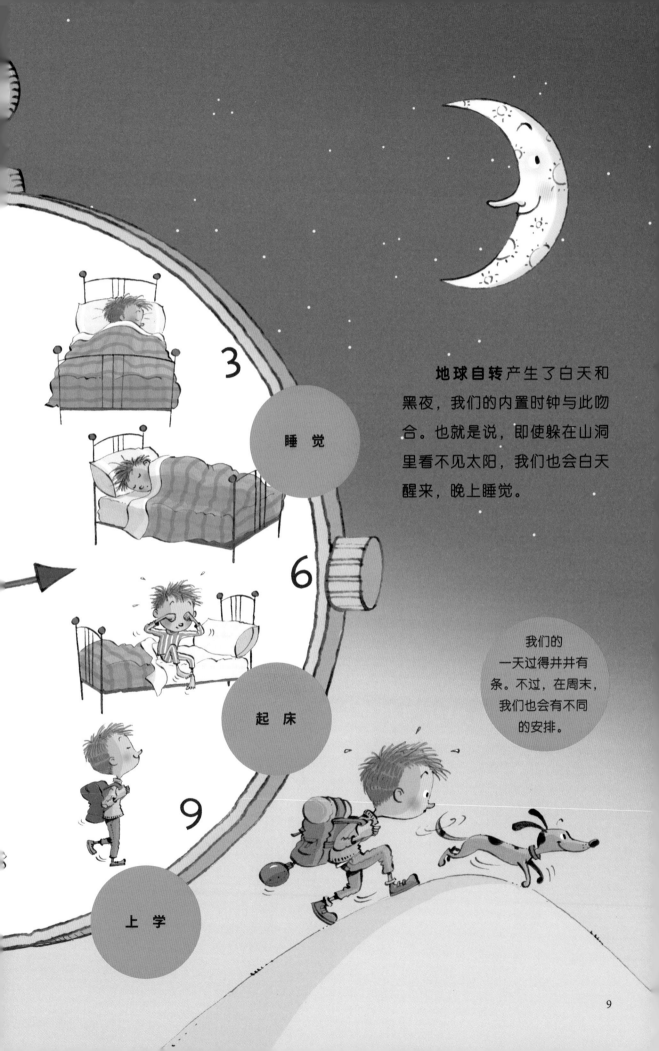

地球自转产生了白天和黑夜，我们的内置时钟与此吻合。也就是说，即使躲在山洞里看不见太阳，我们也会白天醒来，晚上睡觉。

睡 觉

起 床

上 学

3

6

9

我们的一天过得井井有条。不过，在周末，我们也会有不同的安排。

内置
温度计

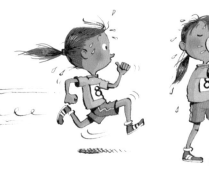
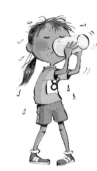

人类的**体温**是相对**恒定**的。为了维持身体的正常运行，我们的体温通常不超过 37 ℃。因此，当天气炎热或者运动时，你会**流汗**。出很多汗的话，人体会流失不少水分，那么就必须通过**喝水**来补充。

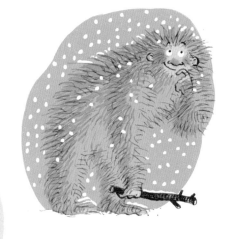

体温过低也不好。在你察觉到凉意时，身上会起"鸡皮疙瘩"对不对？这是我们从人类的多毛祖先身上遗传下来的生理反应。起鸡皮疙瘩是因为当汗毛下方的小肌肉收缩时，会牵扯到汗毛，让它们竖起来。这些小肌肉就叫作立毛肌！

如果感觉寒冷无比，那你就会**发抖**和**牙齿打战**。这是身体的生理反应，它在督促你活动一下，这样就不会感觉那么冷了。

人类祖先会让**毛发**蓬松起来，减少热量的损失。这就是为什么妈妈们总会在冬夜抖一抖被子，这样做可以让被子变得更蓬松，进而更保暖。

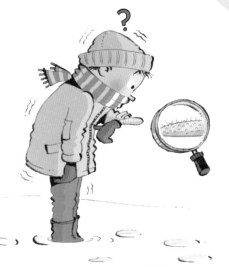
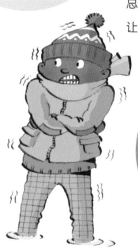

天气冷的时候，你要多穿衣服。而且，我们的头上也会散失很多热量，可以戴上帽子哦！

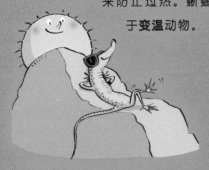

蜥蜴在清晨晒太阳，正午躲在石头底下，你有没有注意到这些呢？这是因为它们需要在早上升高体温才能捕食，而体温已经足够高时，它们就必须躲起来防止过热。蜥蜴属于**变温**动物。

发烧

有时，我们并没有做运动，体温却超过了正常范围，这是因为我们**发烧**了。只要体温不过高，发烧是对身体有益的！导致我们生病的**微生物**在高温时活性会减弱，因此发烧是人体优异的防御机制。所以，适当的发烧会缩短感染的时间。

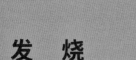

住在**热带**的居民普遍又高又瘦，因为这样的体形不会保存过多的热量。

住在**南北极**附近的居民通常比较胖，脂肪更多，可以更好地储存热量。

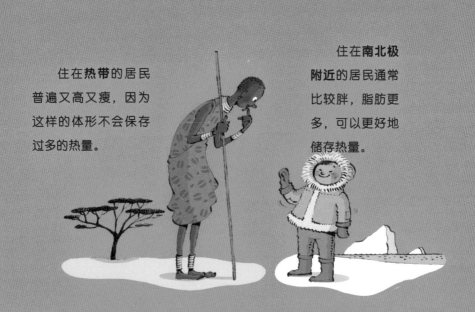

人体内的 "长期工程"

人体会在生命的不同阶段产生相应的变化。这些变化由**内分泌系统**调节。内分泌系统负责成长阶段及成年后身体发生的缓慢变化，它会和脑一起工作，保证身体的正常运转。内分泌系统的基础是**激素**——腺体分泌的化学信使。根据激素释放的指令，我们会生长为成年人。尽管人与人的成长情况大相径庭，但是总的来说，所有人都遵循同一种成长模式。

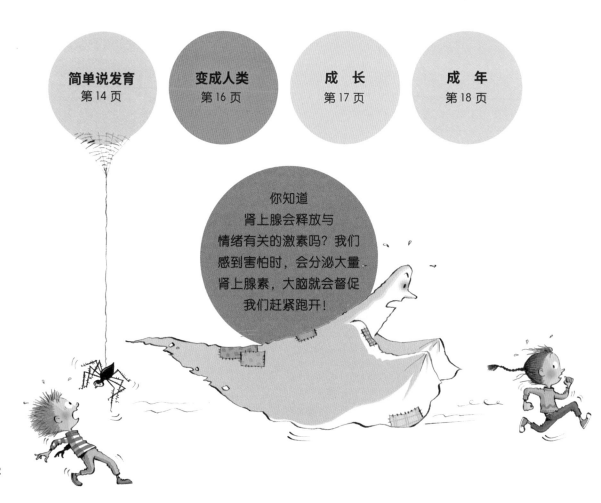

你知道肾上腺会释放与情绪有关的激素吗？我们感到害怕时，会分泌大量肾上腺素，大脑就会督促我们赶紧跑开！

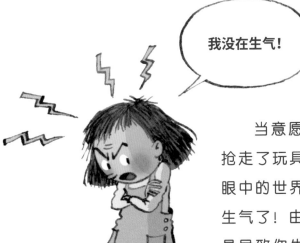

我没在生气！

当意愿不能被满足，或者被别的小孩抢走了玩具，通常你会觉得气血上涌，你眼中的世界也会变得不一样。这是因为你生气了！由**肾上腺**分泌的**肾上腺素**可能也是导致你生气的因素之一。你需要一些时间来平息怒气，静下心来想一想令你愉快的事，这有助于你重新掌控自己的身体。

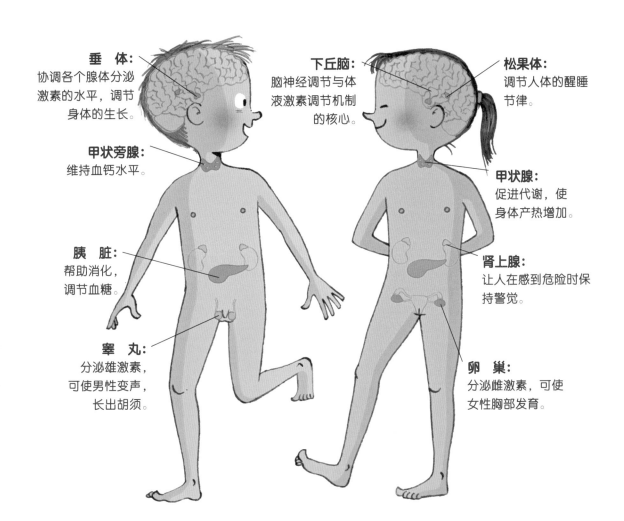

垂　体：
协调各个腺体分泌激素的水平，调节身体的生长。

甲状旁腺：
维持血钙水平。

胰　脏：
帮助消化，调节血糖。

睾　丸：
分泌雄激素，可使男性变声，长出胡须。

下丘脑：
脑神经调节与体液激素调节机制的核心。

松果体：
调节人体的醒睡节律。

甲状腺：
促进代谢，使身体产热增加。

肾上腺：
让人在感到危险时保持警觉。

卵　巢：
分泌雌激素，可使女性胸部发育。

简单
说发育

你有没有注意到我们人类在一生中会发生很大的改变？我们先是在妈妈的肚子里成形，然后出生、发育和成长。我们会不停地成长，直至成年。并且男孩和女孩的成长方式是不一样的。

人体会从出生起，一直变化到老！

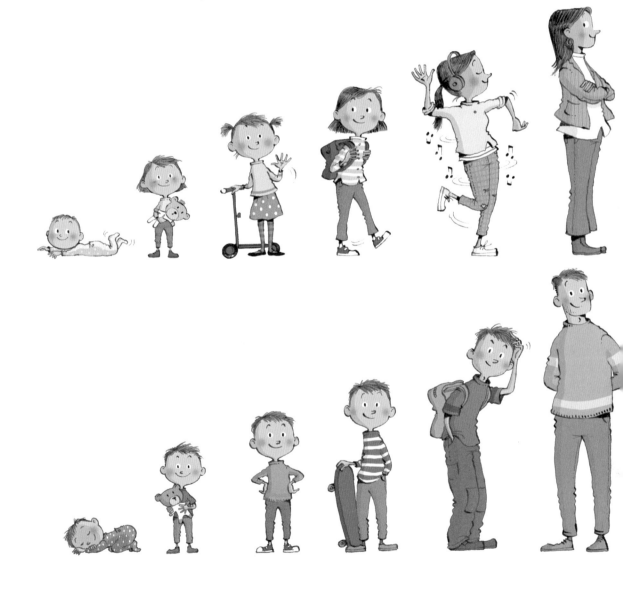

那么，人体的这些变化是如何发生的呢？

人体会生成一些名为激素的微小物质。不同部位产生不同的激素，并通过血液分散到各处。当激素抵达正确的位置，它们就会留在那里，使人体产生变化。

那我们要怎么知道激素是否到达正确的位置了呢？这就好比一把钥匙只能打开一扇门，没有第二把钥匙可以打开！为了你的顺利成长和身体健康，所有腺体都要正常运转。

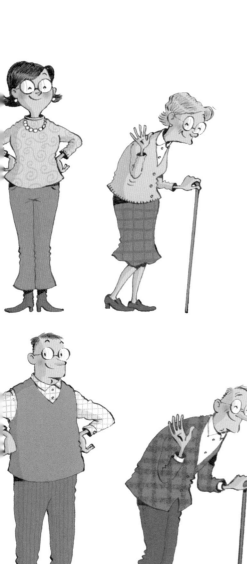

当这个调节系统出现问题时，人就会生病。举个例子，如果生长激素的分泌出现问题，那么就容易引发巨人症或侏儒症；如果胰岛素出问题，那么人可能会得糖尿病。

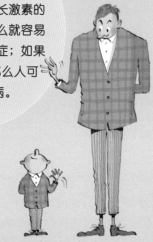

不过，人们已经将一些激素的作用研究得比较透彻，通过适当的治疗，有此类病症的人群也可以过上正常的生活，这和给近视的人配眼镜是一样的道理，只不过要更加复杂。

变成人类

胚胎在母亲的肚子里形成后，它会快速成长，直至变成人类。两个月后，母体内的胎儿约有一根手指那么长。之后，胎儿会慢慢分化出脑、眼睛、耳朵、骨骼、肌肉等一切出生时必备的部位。

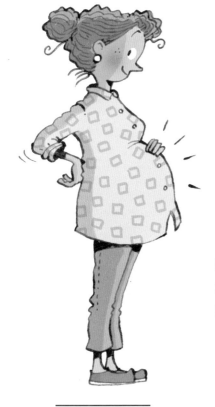

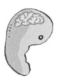 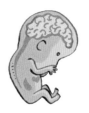

当胚胎开始成形，首先出现的是其**头部**（有脑和眼睛）和"**尾部**"。

其次是**背部**（脊柱）和**腹部**（内脏）。

最后是**左侧**（心脏）和**右侧**（肝脏）。

那么，胎儿要如何摄取生长所需的食物呢？答案是母亲通过**脐带**传输给他。**肚脐**就是证据！肚脐是我们出生的标记之一哦！

我们在

母亲的肚子里

度过了大概

9

个月的时间

最开始，我们比一粒米还小，出生的时候，我们像西瓜那么大。尽管速度时快时慢，但我们会不停地生长，直至 20 岁左右。

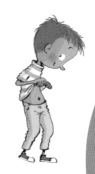

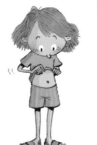

生物的"脐"

不仅所有的哺乳动物都有脐，很多植物也有！你有没有注意过，当你把樱桃的梗拔掉以后，会留下一个小窟窿？那就是樱桃的"脐"。当樱桃长在树上的时候，樱桃树会给予它养分让它生长。同理，哺乳动物在母亲的肚子里时，会通过脐带吸收营养。出生以后，我们开始吃奶粉或母乳，就不再需要脐带了。于是，脐带会变干、脱落，最终留下肚脐作为纪念。

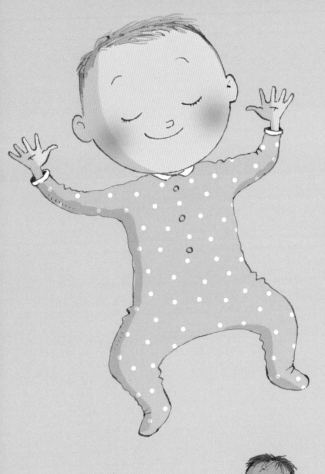

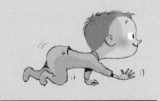

成　长

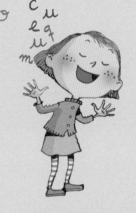

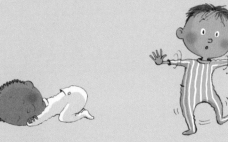

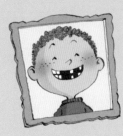

和其他婴儿一样，你在出生后完全依赖别人，你需要妈妈、爸爸、（外）祖父母等所有人的帮助。但是，你成长和学习新事物的速度很快。你最先学会的是辨认妈妈的声音，紧接着就是学会微笑。

一年以后，一岁的你与刚出生时相比长高了十几厘米，体重也增加了将近两倍！你已经能够吃、坐、爬、走路和说话了，还长牙了。

两岁的你已经能够跑步、跳跃和说句子了。你一直在成长，尽管速度没有之前那么快了。

未来，你的乳牙会脱落，你将学到越来越多的东西，说话也会越来越流利！

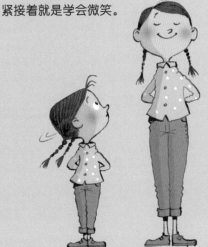

每个人都有独特的成长节奏，每个人的能力和天资也各不相同，所以，亲兄弟姐妹、堂表亲或朋友之间都会存在差异，大家各放异彩！

成　年

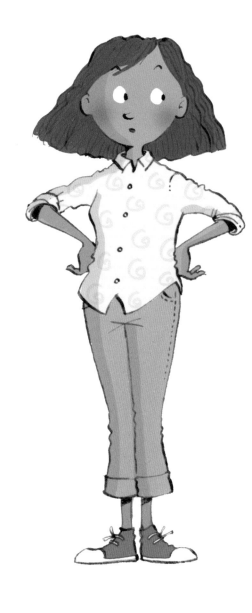

女孩在 8 ～ 13 岁进入青春期，男孩在 10 ～ 15 岁进入青春期。青春期时，脑对相关腺体下达指令，性激素开始分泌。

通过这种方式，脑让身体为繁衍做好准备，尽管离那一天还有很多年！

女孩的胸部会发育，胯部会变宽，并迎来月经初潮。

既相似又不同

所有人都是不同的。尽管你和你的兄弟或姐妹很相似，但你还是会跟他们有些不一样的地方。就算你们是双胞胎，也是如此。

所有人又都是相似的。通常，我们都在身体的两侧各有一条胳膊，在臀部的下方有两条腿。

那么，身体怎么知道该如何建造每个部分呢？

通过我们细胞里包含的各种指令！这就是 DNA，它包含构成人体每个部分的全部指令。

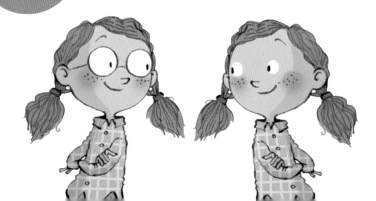

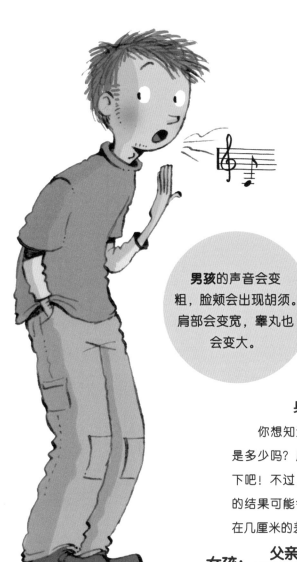

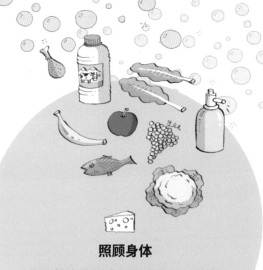

照顾身体

照顾好身体对成长很有帮助。健康饮食、积极锻炼、保持卫生和充足的睡眠有益于身体茁壮健康地生长。

男孩的声音会变粗，脸颊会出现胡须。肩部会变宽，睾丸也会变大。

身高计算公式

你想知道自己以后的**身高**大概会是多少吗？用下面这个公式来计算一下吧！不过，你需要注意的是，得出的结果可能会与你将来的真实身高存在几厘米的差异。

女孩： $\dfrac{父亲身高 + 母亲身高 - 13}{2}$

男孩： $\dfrac{父亲身高 + 母亲身高 + 13}{2}$

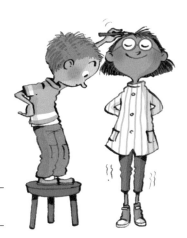

你的 DNA 是从父母那里遗传来的，因此，你会和他们长得相似。又因为你父母的 DNA 是从他们的父母那里遗传来的，所以，你也和你的祖父母、叔姑舅姨，还有堂表亲有相似之处。他们都是你的亲属。

这种混合让我们每个人都是独一无二的存在！

这个 X 形状的东西是一条染色体，上面储存着 DNA。在你的大多数细胞里，都有 46 条像这样的染色体。其中，23 条来自父亲，23 条来自母亲。

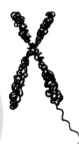

假如我们把人体中所有的 DNA 拉直，你知道总长度会有多长吗？

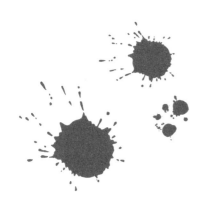

人体内的
"河流"

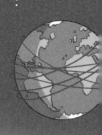

血液将我们生存所需的氧气和养分输送到全身，也负责把被人体代谢后的废弃物聚集起来，带到肾脏。在生病或者出现伤口的时候，血液还能为我们提供治疗所需。为了生存，我们需要充足的血液。心脏位于人体胸腔，它为血液循环提供动力。淋巴是经淋巴系统回流的组织液，它的成分与血浆相似，主要作用为防止感染。

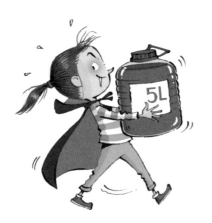

5L

每 60 秒血液就会流遍全身，它们经心脏泵往身体各处。一个成年人体内可以有 5 升血液。

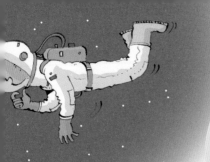

一个人的**血管**总长度可达10万千米，假如把它们头尾相连，那么可以绕地球两圈半！

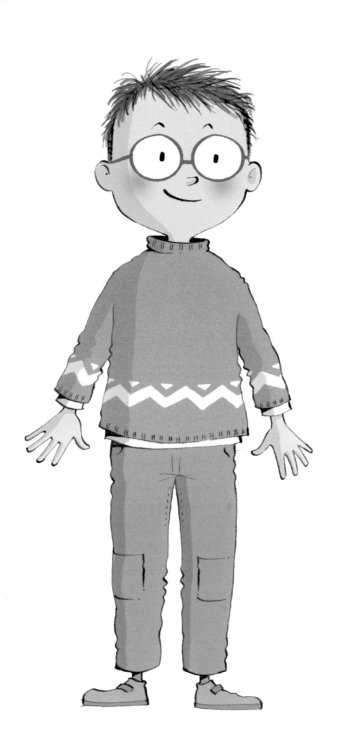

红色的
河流

当你把耳朵贴近一个人的胸口，就能听见**心脏**跳动的声音。如果你轻轻按压自己的颈部或手腕，能感觉到脉搏的跳动。现在，我们知道心脏是位于人体中央的重要器官，为血液循环提供动力。但在以前，人们以为心脏是储存记忆的地方，因此，在拉丁语中，"记住"（recordari）一词的词根来源于"心脏"（cordis），意为"回到心脏，再次经过心脏"。

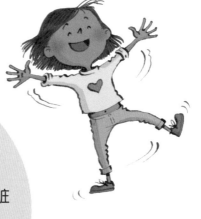

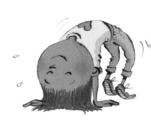

心脏部位的肌肉与身体
其他部位的肌肉不同，因为
心脏是自主跳动的。不过，心脏
的肌肉也有和其他肌肉一样的
地方，那就是需要通过运动
或锻炼来训练。

一些人患有的
心脏疾病常常可以
通过手术治愈。

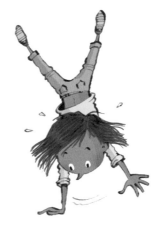

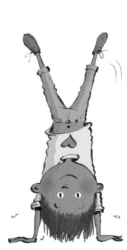

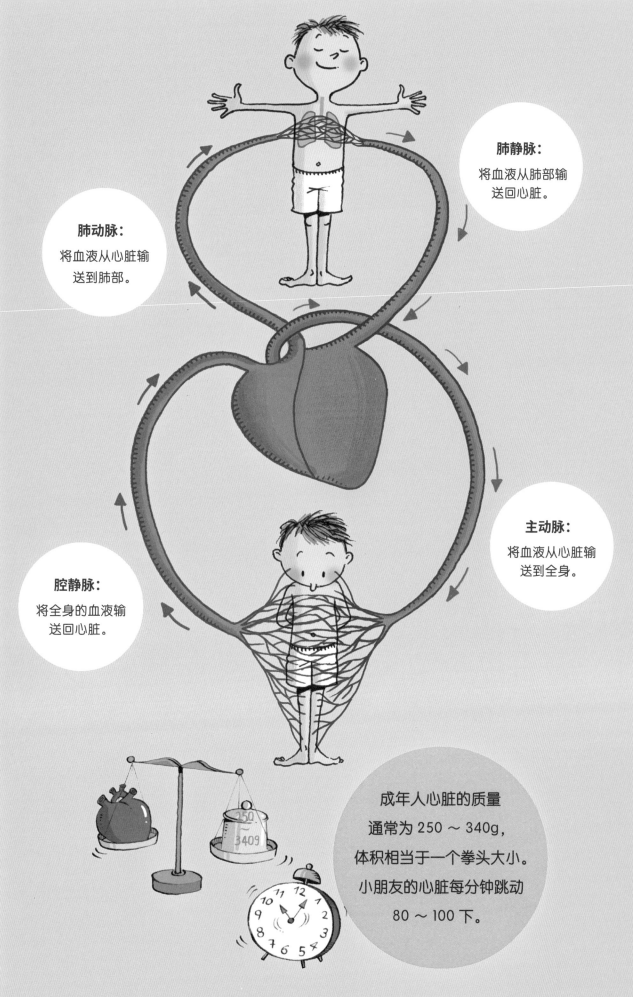

肺静脉：
将血液从肺部输送回心脏。

肺动脉：
将血液从心脏输送到肺部。

主动脉：
将血液从心脏输送到全身。

腔静脉：
将全身的血液输送回心脏。

成年人心脏的质量
通常为 250 ～ 340g，
体积相当于一个拳头大小。
小朋友的心脏每分钟跳动
80 ～ 100 下。

血　液

验血时，血液被分为四部分。

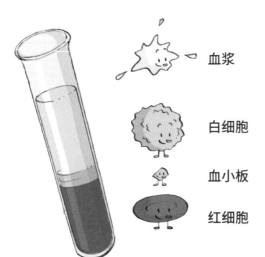

血浆

白细胞

血小板

红细胞

血浆是一种淡黄色的液体，输送营养物质、激素和蛋白质，给予你能量，帮助你成长。

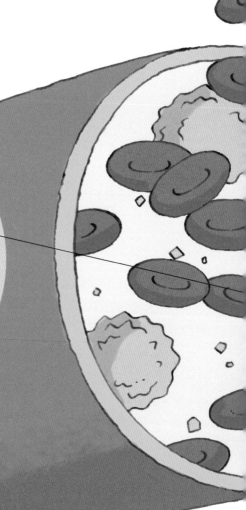

红细胞运输氧气和二氧化碳。成年人每升血液约含有 5000 亿个红细胞，每个红细胞可以存活 120 天。因为它是血液中数量最多的一种细胞，所以血液呈红色。如果红细胞不足，那么你会感觉很虚弱，这可能是贫血了哦！

血小板会在伤口出血时堵住血管的破口，发挥止血的功能。当血块变干变硬，伤口就会结痂，这样就能阻止细菌和脏东西的进入。当伤口处长出新皮肤，痂就会脱落。成年人每升血液中含有100亿～300亿个血小板，每个血小板能存活8～10天。

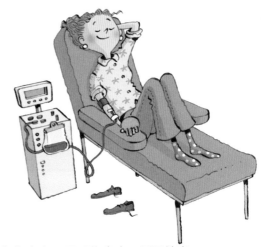

有些人患了严重的疾病，需要健康血液，你可以通过献血来帮助他们。但是，注意了！只有年满18岁，体重超过50千克的男性或体重超过45千克的女性才能献血！

白细胞的作用是与各种感染做斗争。我们每升血液中有4亿～10亿个白细胞，根据对抗感染时的消耗情况，每个白细胞的生命时长不等。

昆虫体内也有一种输送氧气的物质，但这种物质不是红色的，而是无色的。如果你在一只蚊子身上看见了红色的血液，那是因为它叮咬了别人！

25

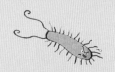

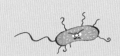

河流里的
屏障

　　除了运输血液的静脉和动脉，你身体里还有一套管网，让身体各处的组织液能够回流到心脏：淋巴系统。它就像是身体的备用回流系统，更重要的是，它能激活你的免疫系统，如果致病菌进入淋巴系统，它们将会在淋巴结遭遇一场战斗。

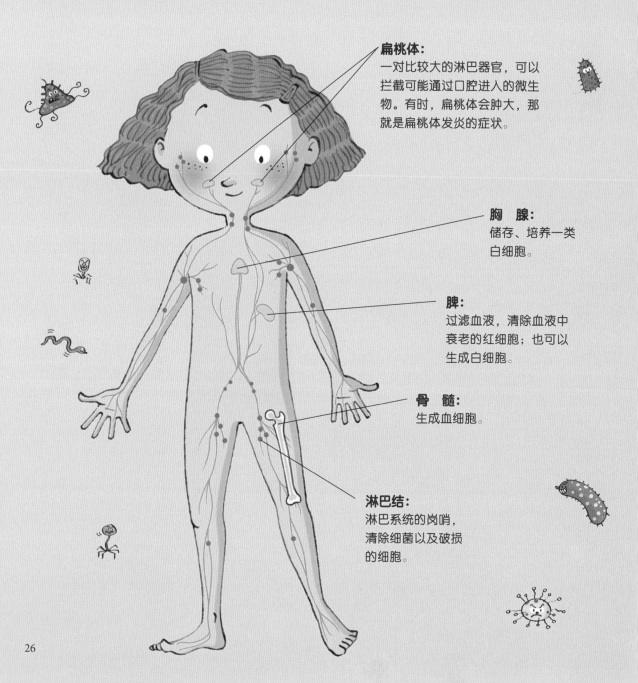

扁桃体：
一对比较大的淋巴器官，可以拦截可能通过口腔进入的微生物。有时，扁桃体会肿大，那就是扁桃体发炎的症状。

胸　腺：
储存、培养一类白细胞。

脾：
过滤血液，清除血液中衰老的红细胞；也可以生成白细胞。

骨　髓：
生成血细胞。

淋巴结：
淋巴系统的岗哨，清除细菌以及破损的细胞。

当一种**微生物**穿越皮肤屏障进入人体时，它通常
会被白细胞吞噬或摧毁。

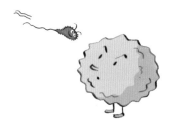
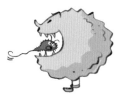
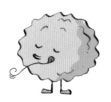

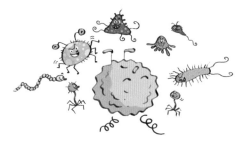

如果一
个人有**过敏**症状，
那么他的身体会在没有
任何微生物进入的情况下
产生过度反应。通常来说，
过敏不是重症，但会让
人感觉不适。

你肯定听说过**艾滋病**，这是一
种影响人类免疫系统的疾病。艾滋
病患者的免疫功能丧失，会导致他
们很容易感染病菌。

很多年前，感染导致了众多疾病与大量
的死亡。幸运的是，有两大发现让人们从中
得救，那就是：**抗生素**和**疫苗**。

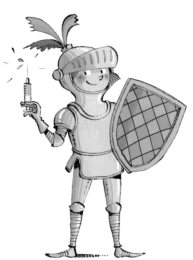

抗生素可以
帮助人体控制感染，
但需要在医生指导
下使用！

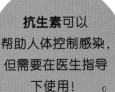

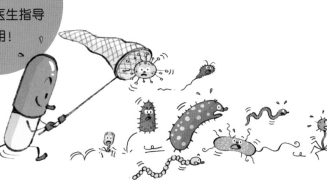

疫苗是对免疫系统的预演训
练，让你有更强的抵抗力，这就
是为什么你需要接种疫苗。

人体的
直立姿态

我们脊椎动物不仅有起到支撑作用的内**骨骼**，还有作用于骨骼的**肌肉组织**，让我们可以四处走动。**平衡**感使我们能够保持直立姿态，为我们指明身处地球时的上下方位。

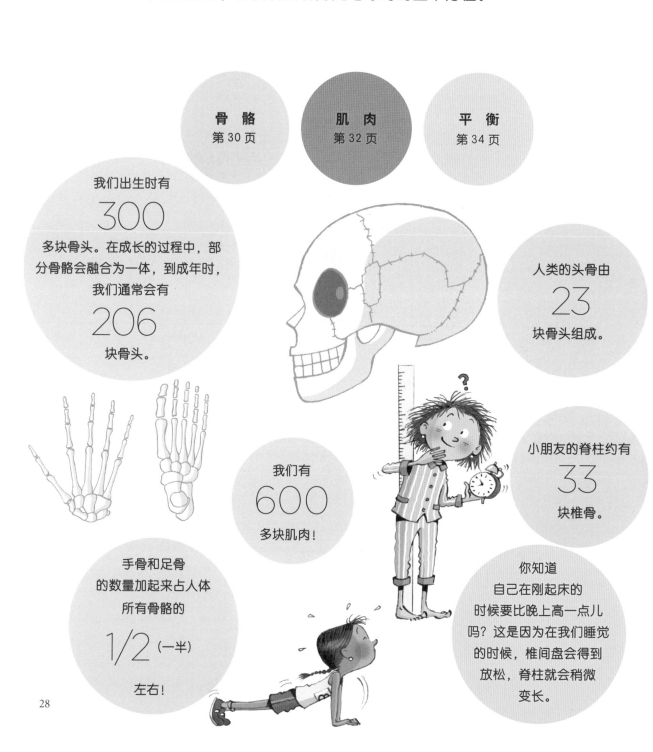

骨骼
第 30 页

肌肉
第 32 页

平衡
第 34 页

我们出生时有
300
多块骨头。在成长的过程中，部分骨骼会融合为一体，到成年时，我们通常会有
206
块骨头。

人类的头骨由
23
块骨头组成。

我们有
600
多块肌肉！

小朋友的脊柱约有
33
块椎骨。

手骨和足骨的数量加起来占人体所有骨骼的
1/2 (一半)
左右！

你知道自己在刚起床的时候要比晚上高一点儿吗？这是因为在我们睡觉的时候，椎间盘会得到放松，脊柱就会稍微变长。

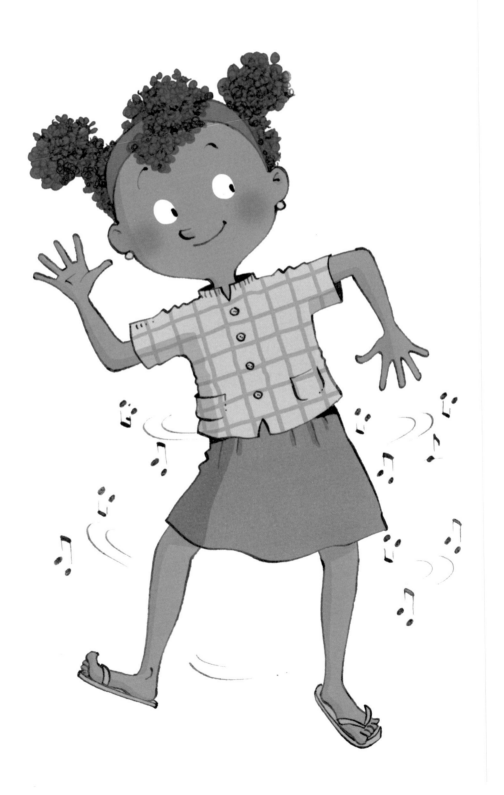

骨　骼

是骨骼让你能够保持直立！骨骼是人体的基本结构。幸亏有**骨骼**，你才能有现在的形体，能行走，还能保持直立的姿态。

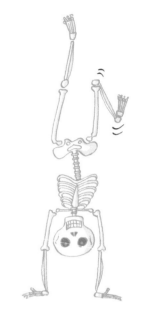

7 岁之前，小朋友的身高通常每年会长 6 ～ 10 厘米。但是要注意：人类骨骼在生长过程中可能会变形，你要注意坐立和走路的姿态！

你有几根手指？你有没有注意过每根手指有几块骨头呢？你可以用手指数数吗？

一些骨骼的作用是让你保持直立，比如脊椎、骨盆和腿骨。还有一些骨骼是为了保护脆弱的器官，比如覆盖脑部的颅骨，以及包裹心脏和肺部的肋骨。此外，骨盆可以保护肠胃。

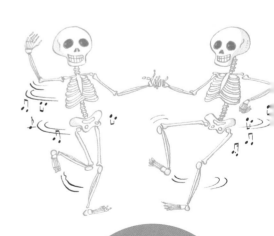

你有没有发现海盗旗上画的是一个头骨和两根交叉的胫骨呢？欧美人将这种旗帜称作 "Jolly Roger"。

你知道法国作曲家卡米尔·圣桑有一首管弦乐作品叫《骷髅之舞》吗？在表演中，舞者有时会化装成骷髅的样子呢！

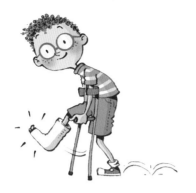

骨骼很坚硬，但你还是要小心，因为有可能发生骨折！为了让骨骼愈合，有时必须立即给骨折的部位打石膏。骨折患者也需要多多补充营养。记住，一定要遵循医嘱哦！

人体的骨骼有长有短，比如手臂骨骼和腿骨就比较长，而手和脚上的骨骼就比较短，好让你能够做出更精准的动作。还有一些骨骼较为扁平，比如颅骨、肋骨或胸骨。

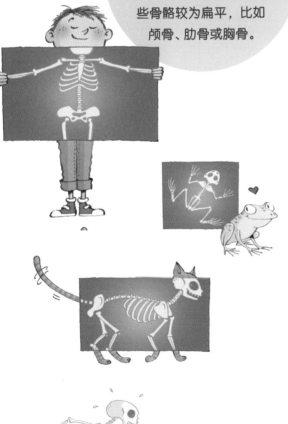

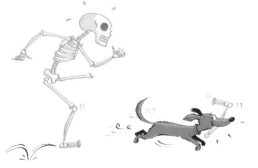

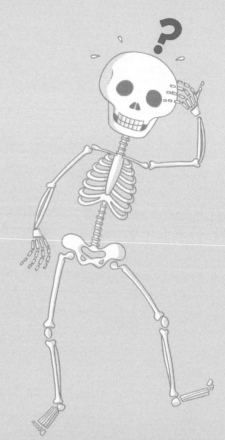

骨骼和骨骼之间是相互连接的。你发现了吗，人体有些部位的骨骼活动性很强，比如膝盖；而另一些部位的骨骼活动性较弱，比如肩膀。有的骨骼甚至一点儿都不能活动，比如颅骨。

1

人体最长的骨骼是哪块？

2

人体最小的骨骼是哪块？

3

长颈鹿的脖子由多少块骨骼组成？

4

你的脖子由多少块骨骼组成？

肌 肉

肌肉位于**骨骼**和**皮肤**之间。肌肉通过**肌腱**与骨骼相连，它们的共同作用使你能够进行各种活动。骨骼给予你支撑，肌肉给予你力量。

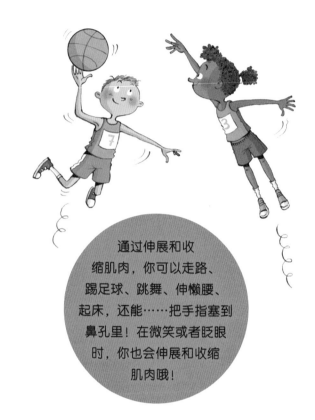

通过伸展和收缩肌肉，你可以走路、踢足球、跳舞、伸懒腰、起床，还能……把手指塞到鼻孔里！在微笑或者眨眼时，你也会伸展和收缩肌肉哦！

最长的肌肉是腿部肌肉，最短的肌肉在耳朵里。

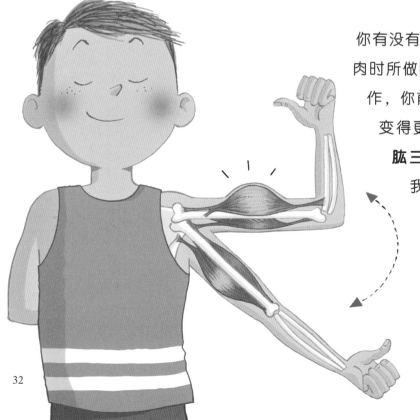

你有没有注意过自己在展示手臂肌肉时所做的动作？只要一做这个动作，你前臂的肌肉**肱二头肌**就会变得更短，而上臂后方的肌肉**肱三头肌**则会被拉伸。而当我们伸直胳膊时，正好相反：肱二头肌拉伸，肱三头肌缩短。

人体有 600 多块各不相同的肌肉，一些肌肉很宽，比如腹部或背部的肌肉；一些肌肉很长，比如手臂和腿部的肌肉；还有一些肌肉很短，比如手指的肌肉。

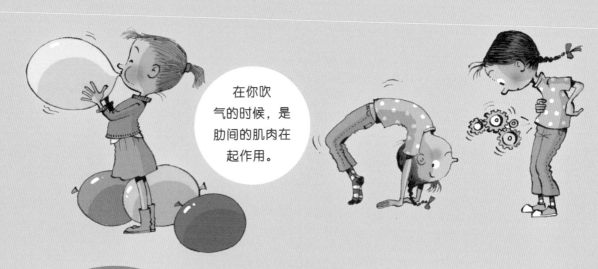

在你吹气的时候，是肋间的肌肉在起作用。

经常使用肌肉，它们的体积就会变大。不被使用，它们的体积就会变小。一个人的腿被打上石膏后就会发生这种情况。过于剧烈地活动肌肉，或者长时间没有锻炼肌肉，你都可能会伤到自己，比如扭伤、痉挛或者筋疲力尽。你必须认真照顾自己的身体！

当决定要做一个动作时，比如踢球、收拾玩具或伸舌头，你使用的是随意肌。而不受你控制的肌肉运动，比如心脏跳动或胃部活动，则是不随意肌在起作用。

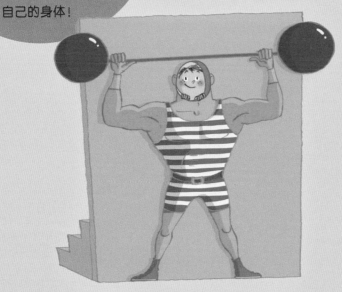

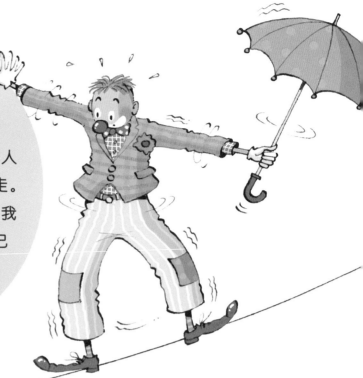

所有动物的**平衡**感都与自己的生活相匹配。水母在被海浪带动旋转后，能重新调整好自己的方位。猫的平衡感比人类好，所以它们能在屋顶上安然行走。蝙蝠能长时间保持头朝下的姿势。我们人类也能在一定程度上训练自己的平衡感，你看，要不杂技演员是怎么练就的呢！

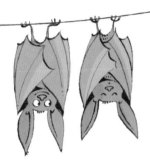

平 衡

人体的构造就是头朝上，脚朝下。你有没有想过，你之所以能直立行走并且不会摔倒，是因为你拥有一种感觉来帮你保持平衡呢？

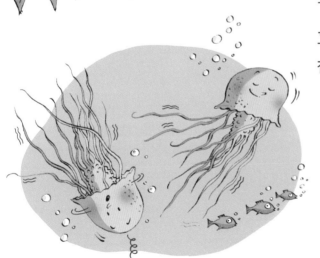

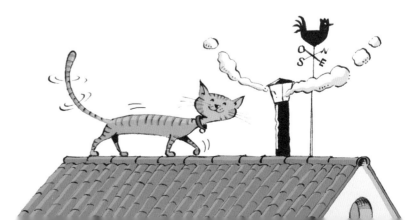

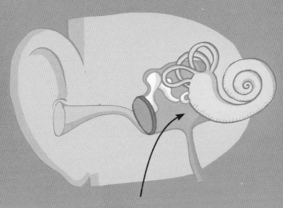

感知平衡的器官在耳朵里，形状像蜗牛的头和触角。前庭器官里有纤毛和淋巴液，在运动时，液体里的纤毛会发生弯曲，产生你处于何种平衡状态的信号。当你脸朝下的时候，纤毛也会将这个信息传递给脑。

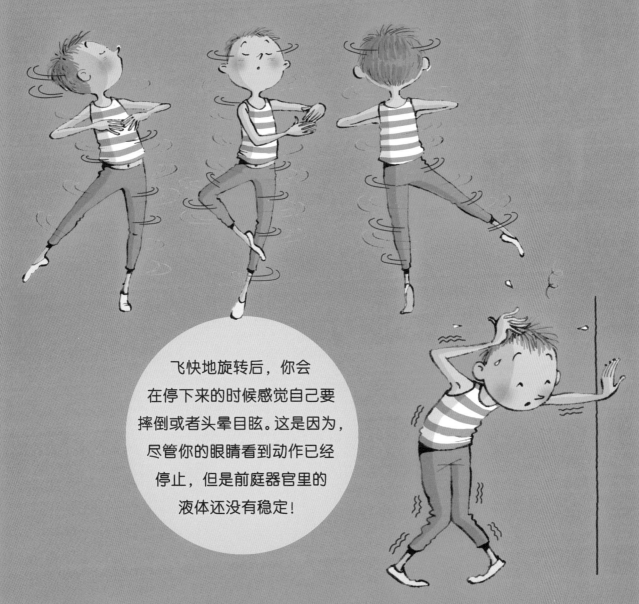

飞快地旋转后，你会在停下来的时候感觉自己要摔倒或者头晕目眩。这是因为，尽管你的眼睛看到动作已经停止，但是前庭器官里的液体还没有稳定！

作者简介

克里斯蒂娜·胡耶恩特
（Cristina Junyent），巴塞罗那大学
生物学博士、庞培法布拉大学（巴塞
罗那）科学传播硕士，加泰罗尼亚科
学传播协会成员。曾为《先锋报》
等媒体撰写文章，并出版多
部书籍。

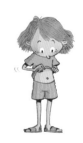

绘者简介

克里斯蒂娜·洛桑托斯
（Cristina Losantos），常年为
报纸及儿童杂志绘制插图，与
西班牙及欧洲其他多个国家的出版
公司合作。1998 年荣获西班牙
文化部颁发的第二届
国家插画奖。

译者简介

张晓璇，西班牙格拉纳达大学
拉丁美洲研究硕士，历史艺术遗产
保护硕士在读。译有图书《一无所有，
也就无可失去》《有光亮的地方，就
会有阴影》《哲学家小孩》，短篇
小说《酒吧里的科赫菌》《青
铜甲壳虫》。

审校简介

蒋蓉，主治医师，毕业于
复旦大学上海医学院，现就职
于复旦大学附属上海市第五
人民医院。擅长医学科普
故事写作。